CON GRIN SUS CONOCIMIENTOS VALEN MAS

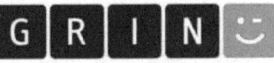

Bibliographic information published by the German National Library:

The German National Library lists this publication in the National Bibliography; detailed bibliographic data are available on the Internet at http://dnb.dnb.de .

Imprint:

Copyright © 2018 GRIN Verlag
Print and binding: Books on Demand GmbH, Norderstedt Germany
ISBN: 9783668879157

This book at GRIN:

https://www.grin.com/document/452201

Julieta Marlene Esperguen

Síndrome de Guillain-Barré. ¿se desarrolla a partir de la inoculación de vacunas?

GRIN Verlag

GRIN - Your knowledge has value

Since its foundation in 1998, GRIN has specialized in publishing academic texts by students, college teachers and other academics as e-book and printed book. The website www.grin.com is an ideal platform for presenting term papers, final papers, scientific essays, dissertations and specialist books.

Visit us on the internet:

http://www.grin.com/

http://www.facebook.com/grincom

http://www.twitter.com/grin_com

Síndrome de Guillain-Barré: ¿se desarrolla a partir de la inoculación de vacunas?

EPIDEMIOLOGÍA

Julieta Marlene Esperguen
INSTITUTO DE FORMACIÓN TÉCNICA SUPERIOR N°10

Índice General

Dedicatoria

A Gladys Guzmán sobreviviente del Síndrome de Guillain-Barré.

Abstract

En 1976 en Estados Unidos, luego del inicio de la Gripe A (H1N1), más conocida como gripe porcina, se desencadenaron entre los posts vacunados padecimientos de la misma índole. Ese fue el primer caso de una vacuna antiviral relacionada con el Síndrome de Guillain-Barré. A lo largo del tiempo y, a pesar de los avances en la inmunología se siguieron dando casos similares repartidos por todo el mundo con relación, especialmente a las inoculaciones a virus vivo atenuado o virus inactivado. En este documento se recopilo información para lograr discernir las causas del síndrome y que tan relacionado se encuentra con respecto a las vacunas.

In 1976 in the United States, after the beginning of the A (H1N1) flu, better known as swine flu, unfortunately, among the vaccinated posts, diseases of the same nature were triggered. That was the first case of an antiviral vaccine related to Guillain-Barré Syndrome. Over time and in spite of advances in immunology, similar cases spread throughout the world with respect, especially to inoculations to live attenuated virus or inactivated virus. In this document, information was collected in order to discern the causes of the syndrome and how closely it is related to vaccines.

Objetivo

¿La inoculación de vacunas a organismos muertos inactivados u organismos vivos atenuados producen el Síndrome de Guillain-Barré?

Recabar información en cuanto a la enfermedad y el aporte de un caso clínico.

Introducción

El síndrome de Guillain-Barré es una afección de salud grave que se ocasiona cuando el sistema de defensa del cuerpo (el sistema inmunitario) ataca al sistema nervioso por error. Generándose entonces una inflamación de los nervios que ocasiona debilidad muscular o parálisis entre otros síntomas.[1]

La inoculación de vacunas a organismo vivos atenuados u organismos muertos inactivados no producen el Síndrome de Guillain-Barré.

Síndrome

En 1916, mientras estaba transcurriendo la Primer Guerra Mundial, médicos del ejército francés observaron y notaron cómo entre algunos de los soldados, se producían síntomas de parálisis facial y de algunos miembros del cuerpo, de los cuales se recuperaban luego de un lapso de tiempo. Se expresaban evidentes rasgos físicos por dicho motivo, dichos médicos decidieron realizar estudios clínicos para interiorizarse con los mismos, descubriendo tras la investigación, un aumento de la concentración de las proteínas en el líquido cefalorraquídeo sin alterar el número de células correspondiente. A partir de este hallazgo crucial, los médicos Georges Charles Guillain y Jean Alexandre Barré toman la decisión de dar su informe a conocer. El trastorno que fue denominado Síndrome de Guillain Barré o SGB (por ser descubierto y

---

[1] GBS | CIDP Foundation International. (2018). ¿Qué es el síndrome de Guillain-Barré (SGB)? Recuperado de https://www.gbs-cidp.org/

estudiado por dichos médicos) es una enfermedad autoinmune que es poco común, afecta a una o a dos personas por cada 100.000 al año. Su caracteriza principal es su rápida progresividad en el debilitamiento del organismo, principalmente en los músculos, es además a menudo acompañado por sensaciones que no son normales, tales como sensación de hormigueo o dolor, e incluso a veces es precedido por los mismos síntomas. Estos cambios tan diversos en el organismo reflejan daños al sistema nervioso periférico, es decir, a los nervios que están ubicados por fuera del cerebro y de la médula espinal. Dichos nervios, son mayormente conocidos con el término neuronas, que son la unidad funcional del tejido nervioso y estas están compuestas por un centro celular o soma (que es el lugar donde se alberga al núcleo) y por muchas prolongaciones de longitudes que son variables. Su función principal es la de recibir estímulos desde otras neuronas y conducir impulsos eléctricos hacia otras partes del tejido por medio de las prolongaciones, que son llamadas dendritas y axones. Además, en el sistema nervioso periférico existen también células de sostén del tejido nervioso que son denominadas células de Schwann que su función consiste en producir vaina de mielina. Durante la formación de la vaina de mielina, el axón se ubica en un surco en la superficie de la célula de Schwann, luego esta célula rodea el axón que va quedando envuelto por la misma.

Existen variantes para la enfermedad, que es generalmente el SGB "clásico" que también es conocido como Polineuropatía desmielinizante inflamatoria aguda (PDIA), esto quiere decir que, al declararse el síndrome en el organismo, este genera autoanticuerpos los cuales atacaran a la vaina de mielina de los axones, es decir, atacaran a una parte de las neuronas propias del cuerpo, generando una ineficacia en el proceso de la transmisión de las señales por vías neuronales. Se ven, entonces por esta causa afectados los nervios motores, que son los que están dirigidos hacia los músculos y que permiten el movimiento, también se ven afectados los nervios sensitivos desde la piel y las articulaciones que detectan textura, la posición de las extremidades, entre otros, y los nervios autónomos que son los que regulan automáticamente muchas funciones diversas como pueden ser las del ritmo cardiaco, la tensión arterial, el tamaño de las pupilas y la sensación de llenado de la vejiga. En una enfermedad con características más leves, el daño en ella organismo solo afecta a las vainas nerviosas y bloquea el paso de los impulsos nerviosos. Esta falla se puede recuperar después de unas pocas semanas. En una enfermedad más grave, la respuesta autoinmune del cuerpo daña a los núcleos conductores de los nervios, dejando como consecuencia secuelas que van a tener duración de por vida. Las causas por las que se produce el síndrome son aún desconocidas. A nivel mundial, el 50 % de los casos diagnosticados ocurren poco después de una infección microbiana (ya sea de tipo viral o de tipo bacteriana), algunos de los cuales son tan simples como la gripe o la intoxicación por medio de los alimentos. En resumen, el sistema inmunitario del cuerpo se ataca a sí mismo por error. Se sospecha que cuando el Síndrome de Guillain-Barré está precedido de una infección viral, el virus contraído posee antígenos con secuencias proteicas que son similares a la de ciertos segmentos de las proteínas que conforman la mielina de las neuronas, por lo que los anticuerpos producidos por el sistema inmune para poder destruir efectivamente al virus podrían también atacar sin intención a la vaina de mielina, tratándolas como si fuesen células extrañas al cuerpo del individuo. A esto último se lo conoce con la denominación de reacción cruzada[2].

Subdivisiones del Síndrome

En un principio se creyó que el síndrome de Guillain-Barré era único. Luego pudo observarse que podía expresarse en diferentes formas. Estos son los principales tipos[3]:

---

[2] "Síndrome de Guillain-Barré", NINDS. (2007). National Institute of Neurological Disorders and Stroke (07-2902s). Recuperado de https://espanol.ninds.nih.gov/trastornos/el_sindrome_de_guillain_barre.htm
[3] Fundación Síndrome de Guillain Barré México A.C. (2018). Recuperado de https://sindromegb.org/

- Polineuropatía aguda inflamatoria desmielinizante, el tipo más frecuente. Caracterizada por una debilidad muscular que comienza en la parte inferior del cuerpo y se propaga hacia arriba asimétricamente.

- Síndrome de Miller Fisher, en el cual la parálisis comienza en los ojos. Se considera la variante más común. El síndrome de Miller Fisher también se asocia con marcha inestable.

- Neuropatía axonal motora aguda, donde en el estudio electrofisiológico se ve compromiso axonal.

- Neuropatía axonal sensitivo-motora aguda, no solo se ve involucrado el componente axonal sino también fibras aferentes y el compromiso sensitivo es, además más prominente.

Causas

Si bien el Síndrome de Guillain Barre no tiene una causa exacta, las personas lo desarrollan días después de haber sufrido una infección digestiva o enfermedades respiratorias, entre ellas neumonía o influenza. Uno de los factores de riesgo mas atribuidos al síndrome es por la bacteria Campylobacter jejuni. En raras ocasiones, el SGB se desarrolla durante los días o semanas posteriores a la vacunación o después de haber sido sometido a una cirugía. Las siguientes pueden ser consideradas algunas de las causas del desarrollo del síndrome[4]:

- Bacteria campylobacter jejuni (se encuentra en carne de ave mal cocida)

---

[4] Síndrome de Guillain-Barré. (2018). *MedlinePlus*. Recuperado de
https://medlineplus.gov/spanish/ency/article/000684.htm

- Virus de la influenza

- Citomegalovirus

- Virus de Epstein-Barr

- Virus del Zika

- Hepatitis A, B, C y E

- HIV

- Neumonía por micoplasma

- Cirugía

- Linfoma de Hodgkin

- Vacunas contra la influenza o las vacunas recibidas en la niñez

Síntomas

Por lo general, los primeros síntomas que aparecen son debilidad y hormigueo en las extremidades, que va avanzando de manera ascendente en el organismo. Estas sensaciones se pueden propagar con rapidez y, tarde o temprano, se produce una parálisis que afecta a todo el cuerpo. La forma más grave del síndrome de Guillain-Barré constituye una emergencia médica. La mayoría de las personas que son afectadas por esta enfermedad deben ser hospitalizadas para poder recibir el tratamiento.

Los signos y síntomas que caracterizan al síndrome de Guillain-Barré pueden ser[5]:

---

[5] Guillain-Barre syndrome. *Mayo Clinic*. 2016; http://www.mayoclinic.org/diseases-conditions/guillain-barre-syndrome/basics/symptoms/con-20025832

- Cosquilleo o sensación de hormigueo o pinchazos en extremidades como muñecas, tobillos, dedos de las manos o de los pies

- Debilidad en las piernas que se extiende hacia la parte superior del cuerpo, de forma ascendente

- Marcha inestable o incapacidad para caminar o subir escaleras

- Dificultad para mover los ojos

- Dolor intenso que puede sentirse en forma continua o como un calambre y puede empeorar en horarios nocturnos

- Dificultad para controlar la vejiga y la función intestinal

- Frecuencia cardíaca con un ritmo acelerado

- Presión arterial baja o control deficiente de la presión arterial

- Dificultad para respirar

- Visión borrosa y visión doble

- Torpeza y caídas

- Dificultad para mover los músculos de la cara

- Contracciones musculares

- Palpitaciones

- Ausencia temporal de la respiración

- No puede respirar profundamente

- Dificultad para deglutir

- Babeo

- Desmayo

- Sentirse mareado al pararse

Aproximadamente a partir de las dos a cuatro semanas, luego del comienzo de los síntomas, los afectados padecen del estado máximo de debilidad. Es posible que a partir de allí comiencen a empeorar de manera rápida. Otras veces, puede suceder que la debilidad vaya aumentando conforme al paso de los días. La parálisis muscular comienza por impactar ambos lados del cuerpo. Si los músculos de la respiración se ven afectados es probable que las dificultades para respirar empeoren y la persona requiera de una traqueotomía de emergencia. Dependiendo del grado de los síntomas variaran luego las consecuencias y complicaciones que el individuo podría llegar a padecer a largo plazo. En raras ocasiones, el paciente muere por complicaciones de índole respiratoria y también debido a un ataque cardíaco.

Herencia

Casi todos los casos de síndrome de Guillain-Barré son esporádicos, lo que significa que ocurren por primera vez sin que haya habido otros casos de la enfermedad en la familia. Se han descrito unos cuantos casos en que hay más de una persona afectada en la familia, pero no hay una forma clara de herencia de la misma. Algunos estudios muestran que las variaciones normales en ciertos genes pueden llevar a un mayor riesgo de desarrollar el síndrome de Guillain-Barré, sin embargo, se necesita aún más investigación para tener una certeza. Lo que se cree es que hay múltiples factores genéticos y ambientales que pueden llevar al riesgo de desarrollar este síndrome, pero que el hecho de tener una variación genética relacionada con el síndrome de Guillain-Barré no significa que una persona vaya a desarrollar esta enfermedad. Lo que se piensa es que los genes que aumentan el riesgo están envueltos de alguna forma en el sistema inmune y su papel en la lucha contra la infección, por lo que las variaciones pueden contribuir al desarrollo de la enfermedad. Es decir, estas variaciones confieren una predisposición genética y las infecciones desencadenan la enfermedad, al reaccionar el cuerpo contra parte de sus células, contra parte de sí mismo[6].

Diagnóstico

El diagnóstico requiere el reconocimiento de los síntomas y signos característicos. Debido a que es una afección bastante rara, esto puede ser difícil para el profesional no especialista y la derivación a un neurólogo suele ser apropiada, para obtener un buen diagnóstico. El examen clínico muestra la pérdida de los reflejos a nivel tendinosos y apoya el diagnóstico de enfermedad en los nervios periféricos. Las siguientes pruebas se utilizan comúnmente para apoyar el diagnóstico y poder tener la certeza del mismo[7]:

- Punción lumbar para examinar el líquido cefalorraquídeo. Para esto, el paciente se acuesta de lado y recibe una inyección de anestesia local. El médico empuja una aguja fina a través del área adormecida y extrae una pequeña muestra del líquido cefalorraquídeo del canal hueco de una vértebra de la columna espinal. Si el análisis del fluido muestra un contenido elevado de proteínas y un recuento normal de células apoya al diagnóstico.

---

[6] Guillain-Barre Syndrome, Familial. *Online Mendelian Inheritance in Man (OMIM)*. April 8, 2009; https://www.omim.org/entry/139393.

[7] Andary MT, Oleszek JL, Maurelus K, and White-McCrimmon RY. Guillain-Barre Syndrome. *Medscape Reference*. October 6, 2017; https://emedicine.medscape.com/article/315632-overview.

- Pruebas de conducción nerviosa o EMG (abreviatura de electromiograma, es decir, es un registro de la actividad muscular) para estudiar el comportamiento eléctrico de los nervios del organismo. El médico usa pequeñas descargas eléctricas para estimular algunos nervios que están ubicados en los brazos y piernas y luego registra las respuestas en dichos músculos y en los nervios sensoriales. Las grabaciones en el estudio demuestran la presencia de un daño a nivel nervioso y muestran si el daño afecta a la mielina o los axones o si afecta a ambos.

- ECG (abreviatura para electrocardiograma) para verificar la actividad eléctrica transmitida en el corazón.

- Prueba de la velocidad de conducción nerviosa para evaluar qué tan rápido se mueven las señales eléctricas a través de un nervio del organismo.

- Pruebas de la función pulmonar para medir la respiración y verificar qué tan bien están funcionando los pulmones.

Tratamiento y terapias estándar

El tratamiento para el SGB suele dividirse generalmente en dos partes, la primera está compuesta por la atención médica general y de enfermería, y la otra, una vez que el individuo ya ha recuperado toda o al menos una parte de su movilidad, se le administra fisioterapia y rehabilitación correspondiente. Debido a los riesgos de la insuficiencia respiratoria y la inestabilidad de los latidos del corazón en la etapa aguda de la enfermedad, las personas con enfermedades en estado grave deben estar en terapia intensiva conectadas con instalaciones para poder controlar el pulso y la respiración adecuadamente. La dificultad para tragar requiere la inserción de un tubo delgado de plástico a través de la nariz hasta el estómago para poder alimentar e hidratante al paciente. Los medicamentos y las medidas de enfermería tratan el dolor que este tenor puede sentir y reducen el riesgo de trombosis venosa profunda, úlceras de decúbito y el de estreñimiento. La terapia física optimiza la función y la fuerza muscular y evita el acortamiento muscular y la rigidez de las articulaciones del organismo que es afectado por el síndrome. Cuando las personas se vuelven médicamente estables, a menudo se trasladan a un centro de rehabilitación para poder recibir terapia física y ocupacional integral. El apoyo psicológico es muy importante a lo largo de la enfermedad en el individuo padeciente. Si bien el síndrome de Guillain-Barré no tiene cura, existen dos tipos de tratamientos que pueden acelerar la recuperación y reducir la gravedad de la enfermedad:

- Intercambio de plasma (plasmaféresis). La parte líquida de la sangre (plasma) se retira y se separa de las células sanguíneas. Luego se vuelven a colocar las células sanguíneas en el cuerpo, que fabricaran más plasma para poder compensar el que se retiró. La plasmaféresis puede funcionar al quitar del plasma determinados anticuerpos que contribuyen al auto ataque del sistema inmunitario a los nervios periféricos.

- Terapia de inmunoglobulina. Se administra inmunoglobulina ya que esta contiene anticuerpos sanos de donantes de sangre a través de una vena (por vía intravenosa). Las dosis altas de inmunoglobulina pueden bloquear los anticuerpos perjudiciales que podrían contribuir al desarrollo del síndrome de Guillain-Barré y sus signos y síntomas.

Estos tratamientos son igualmente eficaces. Mezclarlos o administrar uno después del otro no es más eficaz que utilizar cualquiera de los métodos por sí solo. Así mismo se combinan con medicamentos para poder aliviar el dolor, que puede ser intenso y para prevenir los coágulos sanguíneos, que pueden formarse mientras el individuo se encuentre inmóvil[8].

Factores de riesgo

Cualquier persona puede desarrollar SGB. Sin embargo, es más común entre los adultos mayores y aquellos que sean del género masculino. La incidencia del síndrome aumenta con la edad y las personas mayores de 50 años corren el mayor riesgo para el desarrollo del Guillain-Barré.

Complicaciones

Durante el padecimiento del síndrome se ven afectados principalmente los nervios, los cuales son responsables de los movimientos y funciones corporales. En consecuencia, los afectados con el síndrome de Guillain-Barré podrían llegar a presentar las siguientes complicaciones[9]:

- Dificultad para respirar. La parálisis se propaga hasta el tórax y el diafragma (músculo encargado de la respiración). Se estima que un 30% de los individuos afectados requieren del uso de respirador artificial mientras se encuentran hospitalizados.

- Entumecimiento. Durante el padecimiento agudo de los síntomas algunas zonas del cuerpo se ven paralizadas. Muchas veces sucede que estas zonas no pueden recuperar por completo la sensibilidad sintiendo por parte del afectado una sensación de hormigueo o debilidad parcial

---

[8] Vriesendorp FJ. Guillain-Barré syndrome in adults: Treatment and prognosis. *UpToDate*. April 19, 2017; https://www.uptodate.com/contents/guillain-barre-syndrome-in-adults-treatment-and-prognosis.

[9] Síndrome de Guillain-Barré. (s.f.). National Center for Advances Translational Sciences. Recuperado de https://rarediseases.org/rare-diseases/guillain-barre-syndrome

- Problemas cardíacos y de presión arterial. Uno de los efectos secundarios más comunes entre los afectados por el Síndrome de Guillain-Barré es el padecimiento de arritmias cardiacas.

- Dolor. Cerca del 50% de los padecientes sufren neuropatías intentas. Para estos casos se indica el uso de medicamentos.

- Problemas con el funcionamiento de la vejiga y del intestino. El síndrome de Guillain-Barré puede provocar síndrome de intestino perezoso y también retención urinaria.

- Coágulos sanguíneos. Debido al prolongado tiempo de parálisis en los individuos afectados es probable el desarrollo de coágulos sanguíneos. Previa movilidad propia por parte del individuo, se administran anticoagulantes y el uso de medias de compresión.

- Úlceras de decúbito. Otro inconveniente debido al prolongado tiempo de debilidad muscular se da con las ulceras de presión. De igual manera, durante las terapias se emplea el cambio de posición del paciente para disminuir los riesgos de padecerlas.

- Recaída. En la etapa del post tratamiento, aproximadamente el 3% de los individuos afectados tienen probabilidad de manifestar nuevamente los síntomas y con ellos el síndrome una vez más.

Recuperación y perspectivas

A muchos parecientes del síndrome les lleva meses e incluso años el poder recuperarse, la mayor parte de las personas con síndrome de Guillain-Barré siguen esta cronología general de la enfermedad[10]:

---

[10] "Síndrome de Guillain-Barré", NINDS. (2007). National Institute of Neurological Disorders and Stroke (07-2902s). Recuperado de https://espanol.ninds.nih.gov/trastornos/el_sindrome_de_guillain_barre.htm

- Después de los primeros signos y síntomas, la enfermedad tiende a empeorar progresivamente por alrededor de un lapso de dos semanas

- Los síntomas alcanzan una meseta de manifestación dentro de las cuatro semanas

- Comienza la recuperación que, por lo general, lleva de 6 a 12 meses, aunque a algunas personas podría llevarles hasta 3 años poder recuperarse.

Entre los individuos adultos que se recuperan del síndrome de Guillain-Barré:

- Alrededor del 80 % de ellos puede caminar de manera independiente luego de seis meses después del diagnóstico

- Alrededor del 60 % recupera totalmente la fuerza motriz a un año después del diagnóstico

- Alrededor del 5 al 10 % tiene una recuperación muy demorada y de forma incompleta

Los niños que padecen el síndrome de Guillain-Barré, por lo general, se recuperan completamente en comparación a los adultos.

Vacunas

Desde el inicio de su utilización, las vacunas generaron un alto impacto sobre aquellas enfermedades que en un momento se consideraron letales. Sin ellas habría una gran posibilidad de que muchas enfermedades pudiesen reaparecer y extenderse por el mundo. Las vacunas son sustancias ajenas al organismo que emplean formas modificadas del agente que inducen protección mediada por una respuesta inmunológica del hospedador. Están producidas a partir de virus o bacterias, toxinas o peptídicos inactivadas (fragmentos del microorganismo) e incluso realizadas por ingeniería genética. Si bien este sistema genera la producción de anticuerpos específicos contra un microorganismo en especial, cabe separar que la vacunación es sólo la administración de cualquier vacuna sin tener en cuenta si el receptor queda inmunizado y, en cambio, la inmunización es el proceso destinado a inducir inmunidad artificialmente por la administración de un inmuno-biológico. Esto quiere decir que no siempre que se vacuna un individuo queda inmunizado lo cual sucede pocas veces. De igual manera, la proliferación de los anticuerpos brinda protección al organismo impidiendo que este se enferme. De esta manera muchas enfermedades han sido controladas e incluso erradicadas, como en el caso de la viruela o poliomielitis, en los países desarrollados.[11]

Administración

Para generar una respuesta inmune adecuada por parte del organismo, cada vacuna tiene desarrollada su vía de administración específica, estas pueden ser:

- vía oral
- vía intradérmica
- vía intramuscular
- vía subcutánea
- aerosol nasal

Tipos

Como se dijo anteriormente, las vacunas pueden estar compuestas de bacterias o virus que han sido criados en medios de cultivo con tal fin, ya sea atenuándolos o inactivándolos. También pueden crearse a partir fragmentos de ciertos microorganismos como son los toxoides o peptídicos que sirven para que el cuerpo las identifique sin la capacidad de generarle la infección. Existen cinco tipos de vacunas principales:

---

[11] Inmunoprofilaxis de las enfermedades infecciosas en adultos. (s.f.). Manual MIBE. *Empendium*. Recuperado de https://empendium.com/manualmibe/chapter/B34.II.18.10.

- Vivas atenuadas: microorganismos que han sido cultivados expresamente bajo condiciones en las cuales pierden o atenúan su infectividad, pero no su inmunogenicidad que generan la misma respuesta que la enfermedad evitando que el individuo inoculado padezca la misma. Desventajas: puede provocar la enfermedad en personas inmunodeprimidas o con problemas de salud graves debido a que tienen al patógeno vivo. Ventajas: Suelen provocar una respuesta inmunológica más duradera y con la aplicación de una única dosis es suficiente. Algunas de ellas son la BCG, fiebre amarilla, sarampión, rubéola, paperas o varicela.

- Inactivadas: microorganismos dañinos que han sido tratados a través de procedimientos químicos o físicos causando la muerte del patógeno y a su vez, manteniendo su inmunogenicidad lo cual, una vez inoculado en el individuo estimula al sistema inmune. Ventajas: al estar inactivado, el agente patógeno no ataca al huésped por ende no se realiza la expresión de la enfermad y por consiguiente disminuyen los efectos secundarios. Desventajas: la inmunidad generada de esta forma es de menor intensidad y suele durar menos tiempo, por lo que este tipo de vacuna suele requerir más dosis. Ejemplos de este tipo son algunas vacunas de la gripe, rabia o la hepatitis A.

- Toxoides: son componentes tóxicos inactivados procedentes de microorganismos, de los cuales la segregación de su toxina es la que genera la enfermedad y no el patógeno propiamente dicho. En este grupo se pueden encontrar el tétanos y la difteria.

- Recombinantes: utilizan fragmentos específicos del germen de los cuales, un primer contacto con el organismo genera una respuesta inmune. Ventajas: Se pueden utilizar en prácticamente cualquier persona que las necesite, incluso en personas con sistemas inmunitarios debilitados o problemas de salud a largo plazo. Desventajas: Para la manutención de la protección necesitan de dosis de refuerzo. Entre las vacunas de este tipo están las de *Haemophilus influenzae* del tipo B, hepatitis B o HPV (virus del papiloma humano).

- Vector recombinante: combinando fragmentos de un microorganismo dado y el ADN o material genético de otro distinto. Ventajas: se puede utilizar en aquellas enfermedades que tengan complicados procesos de infección. Desventajas: muchas veces la respuesta inmunitaria es insuficiente y no generan anticuerpos de memoria. Los vectores más utilizados en este tipo de vacunas son el virus vaccinia, algunas bacterias lácticas (no patogénicas) de los géneros Lactobacillus y Lactococcusy variedades atenuadas de M. tuberculosis y Salmonella typhi (esta última se utiliza más, dado que se conoce muy bien y sus efectos patogénicos son mucho más suaves).

Movimientos antivacunas

La vacunación ha sido uno de los grandes avances en temas de salud. Sin embargo, desde el inicio de esta surgieron inconvenientes con respecto a grupos de personas que se oponían a su distribución. La primera oposición se creó a finales del siglo XIX con la invención de la vacuna contra la viruela en Inglaterra y Estados Unidos. Las ligas antivacunación dudaban de la eficacia y seguridad de las vacunas y alegaban que no deberían ser de carácter obligatorias ya que atentaban contra su libertad personal. Con respecto a lo primero, se generaron controversias para la vacuna contra la difteria, tétanos y tos ferina (DTP) y contra la vacuna de la sarampión, papera y rubeola (MMR) argumentando que las mismas contenían un conservante de mercurio llamado timerosal. A principios del 1800, Edward Jenner realizo experimentos con el virus de la viruela, específicamente con la linfa de una ampolla de la viruela vacuna inoculó a un niño y demostró de esta manera que podía protegerlo contra la enfermedad. Los grupos opositores no concibieron la idea de permitir el ingreso del mismo causante de tal enfermedad en ellos mismos y se revelaron con críticas hacia Jenner públicamente. Los razonamientos por parte de estos grupos eran variados, desde planteamientos sanitarios hasta temas de religión y política. Los grupos más horrorizados fueron los conformados por los padres de familia, los cuales con miedo expresaron la desaprobación de la misma por el simple y mero hecho de tener que rasgar la carne del brazo de sus hijos para luego introducir la linfa de la ampolla de una persona inoculada con el virus semanas antes. Algunos llegaron a pensar que las vacunas estaban hechas de fómites (materiales en descomposición en la atmosfera). Luego de la creación de la Liga contra la Vacunación obligatoria, se vio la necesidad de realizar estudios sobre la seguridad de las vacunas creando comisiones para la regulación de estas. En 1970, en Europa, Asia, Australia y América del Norte surge una controversia internacional sobre la seguridad de la vacuna DTP. Según un informe del Hospital de Niños Enfermos Great Ormond Street en Londres (Reino Unido), 36 niños habían sufrido problemas neurológicos luego de la vacunación. Esto llevo a que la Junta Directiva sobre Vacunación e Inmunización (JCVI) tomara cartas en el asunto poniendo fin a la disputa confirmando la seguridad de las mismas luego de extensas investigaciones. Gordon Stewart, un médico opositor a las vacunas, publicó inmediatamente informes similares al del Hospital de Niños Enfermos vinculando la inoculación con trastornos neurológicos, lo cual siguió generando más debate. Como respuesta, la JCVI lanzó el Estudio Nacional sobre Encefalopatía Infantil (NCES). El estudio identificaba a cada niño de entre 2 y 36 meses hospitalizado en Londres por enfermedades neurológicas, y evaluaba si la inmunización de la DTP estaba relacionada o no con el aumento de riesgo. Los resultados del NCES indicaron que el riesgo era muy bajo, y estos datos constituyeron una base de apoyo para realizar una campaña nacional a favor de la inmunización. Miembros activos de la Liga Antivacunas siguieron argumentando en la corte, buscando reconocimiento y compensaciones, pero todo se rechazó debido a la falta de pruebas que vincularan a los trastornos neurológicos con la vacuna DTP. Veinticinco años después, Inglaterra nuevamente fue el centro de actividades en contra de la vacunación, esta vez por la vacuna MMR. En 1998, el médico británico Andrew Wakefield recomendó investigar más a fondo una posible relación entre las enfermedades de colon, el autismo y la vacuna MMR. Se han realizado una gran cantidad de estudios de investigación para evaluar la seguridad de la vacuna MMR, y ninguno ha encontrado una relación entre la vacuna y algún tipo de enfermedades neurológicas.[12]

Pandemia de Gripe A (H1N1) en Estados Unidos

En Estados Unidos durante 1976, se suspendió el programa de vacunación contra la influenza porcina A (H1N1) debido a la manifestación del Síndrome de Guillain Barré en individuos luego de 42 días posteriores a la inoculación[13]. Se llegaron a registrar un exceso de 10 casos por millón de vacunaciones. Posterior a esto se crean los CDC: Centros para el control y la prevención de enfermedades. Con un rebrote de la Gripe A en 2009, para monitorear la seguridad de la vacuna monovalente contra la H1N1 se utilizaron varios sistemas federales de vigilancia epidemiológica, incluido el Programa de Infecciones Emergentes (EIP) de los CDC. En octubre, el EIP se centró en el riesgo de padecer el SGB a posterior vacunación: se compararon los pacientes con SGB hospitalizados que habían recibido la vacuna con aquellos

---

[12] Historia de los movimientos en contra de la vacunación. (enero 2018). *Historia de las Vacunas*. Recuperado de https://www.historyofvaccines.org/index.php/es/contenido/articulos/historia-de-los-movimientos-en-contra-de-la-vacunaci%C3%B3n
[13] Síndrome de Guillain Barré. (2015) *Centros para el Control y Prevención de Enfermedades*. Recuperado de https://www.cdc.gov/vaccinesafety/concerns/guillain-barre-syndrome.html?CDC_AA_refVal=https%3A%2F%2Fwww.cdc.gov%2Fvaccinesafety%2Fconcerns%2Fgbsfactsheet.html

padecientes de SGB que no habían sido inoculados hasta marzo de 2010. El resultado fue el siguiente: mostró una razón de tasas estimada ajustada por edad de 1.77 (incidencia de SGB de 1.92 por cada 100,000 personas-años en personas vacunadas y 1.21 por 100,000 personas-años en personas no vacunadas). Esto correspondería a un 0.8 de exceso de casos de SGB por 1 millón de vacunaciones, similar al que se encontró en las vacunas contra la influenza estacional (2,3).

Además del EIP y los CDC, luego de los casos de Guillain Barré, se crea la red de seguridad de la vacuna contra la Influenza 2009/10 integrada por el VAERS (Sistema de Notificación de Reacciones Adversas a las Vacunas), Sistemas de Monitorización de Vacunas en Tiempo Real (RTIMS), Datalink sobre Seguridad de las Vacunas (VSD), Sistema de Vigilancia Médica (DMSS) del Departamento de Defensa (DoD), Monitorización Rápida de la Seguridad de las Vacunas posterior a su Aprobación (PRISM), entre otros.

A continuación, se aborda un informe preliminar del EIP[14], un proyecto de colaboración establecido entre los CDC, departamentos estatales de salud y centros académicos de 10 estados luego del comienzo de un programa de vigilancia activa basado en la población con el fin de proporcionar una rápida identificación de casos y valoración de riesgos de SGB tras la administración de la vacuna contra la H1N1 2009. El EIP ha abarcado aproximadamente a 45 millones de habitantes en 10 áreas de captura de datos seleccionadas en los Estados Unidos (los estados de Connecticut, Maryland, Minnesota, Nuevo México y Tennessee, el estado de Nueva York, sin incluir Manhattan, y condados metropolitanos específicos de California, Colorado, Georgia y Oregón). Se realizó una búsqueda exhaustiva de casos de SGB hospitalizados después del 30 de septiembre del 2009 a través de redes de reciente formación, predominantemente de

---

[14] Resultados preliminares: Vigilancia del síndrome de Guillain-Barré tras la administración de la vacuna monovalente contra la influenza A (H1N1) 2009 - Estados Unidos, 2009-2010. (Junio 2010). Centers for Disease Control and Prevention. Recuperado de https://www.cdc.gov/mmwr/preview/mmwrhtml/mm5921a3_ensp.htm

neurólogos, y de la revisión de bases de datos administrativas de altas hospitalarias (ICD-9 código 357.0) para todos los hospitales de recolección de información (casi todos los pacientes con SGB son internados).

Funcionarios capacitados en vigilancia epidemiológica revisaron las historias clínicas para confirmar los diagnósticos y obtener datos sobre antecedentes de enfermedades, vacunaciones y resultados clínicos; en lo posible, los médicos de atención primaria proporcionaron datos adicionales sobre el estado de vacunación. Los casos potenciales fueron clasificados por los funcionarios encargados de la vigilancia, a veces tras consultar con neurólogos, utilizando el criterio de colaboración de Brighton para casos de SGB. Los casos que encajaban en los niveles 1 y 2 de Brighton eran considerados casos confirmados de SGB, mientras que los correspondientes al nivel 3 fueron considerados probables. Se contactó a todos los pacientes que reunían los niveles de Brighton 1, 2, o 3 para realizarles una entrevista telefónica con el fin de obtener más información sobre sus antecedentes médicos y de vacunación. La incidencia de SGB se calculó y se comparó entre poblaciones vacunadas y no vacunadas, que estaban estimadas por grupo etario, utilizando datos de las encuestas telefónicas del Sistema de Vigilancia de Factores de Riesgo del Comportamiento (BRFSS) de los CDC y la Encuesta Nacional sobre la Influenza H1N1 2009 (NHFS) de los condados en las zonas de recolección del EIP, utilizando métodos previamente publicados.

Entre el 1° de octubre del 2009 y el 10 de mayo del 2010, el EIP identificó un total de 529 notificaciones de posible SGB, de las cuales, 326 reunían los criterios de caso para SGB. De las 326 personas con SGB, 27 tenían vacunación documentada contra la H1N1 2009 en los 42 días previos a la aparición de la enfermedad, 274 no habían recibido la vacuna y el estado de vacunación de 25 de ellos era desconocido o estaba pendiente de verificación (Tabla 1).

TABLE 1. Preliminary data regarding 2009 H1N1 vaccination status of persons with confirmed or probable Guillain-Barré syndrome, by case status, age group, and sex — Emerging Infections Program, United States, October 1, 2009–May 10, 2010*

| Characteristic | Documented receipt of monovalent 2009 H1N1 vaccine in the 42 days preceding illness onset | | | | | | | |
| | Yes | | No | | Unknown or under investigation | | Total | |
	No.	(%)	No.	(%)	No.	(%)	No.	(%)
Case status								
Confirmed (Brighton Level 1 and 2)	25	(93)	224	(82)	22	(88)	271	(83)
Probable (Brighton Level 3)	2	(7)	50	(18)	3	(12)	22	(17)
Age group (yrs)								
≤24	6	(22)	40	(15)	5	(20)	51	(16)
25–49	9	(33)	84	(31)	3	(12)	96	(29)
50–64	7	(26)	81	(30)	7	(28)	95	(29)
≥65	5	(19)	69	(25)	10	(40)	84	(26)
Sex								
Male	15	(56)	146	(53)	13	(52)	174	(53)
Female	12	(44)	128	(47)	12	(48)	152	(47)
Total	27	(100)	274	(100)	25	(100)	326	(100)

* Reported by May 10, 2010.

Fuente: Vigilancia del síndrome de Guillain-Barré tras la administración de la vacuna monovalente contra la influenza A (H1N1) 2009 - Estados Unidos, 2009-2010. (Junio 2010). Centers for Disease Control and Prevention.

Dieciséis (16) de las 27 personas (59%) con vacunación contra la H1N1 2009 documentada también notificaron antecedentes de síntomas de la enfermedad en los 42 días previos a la aparición del SGB; el 78% de las personas con SGB no vacunadas (215 de 274) refirieron antecedentes de síntomas. No se observaron conglomerados en personas vacunadas en el periodo entre la vacunación y la aparición de la enfermedad. De los 27 pacientes con SGB vacunados contra la H1N1 2009, cuatro necesitaron respiración asistida y uno permaneció hospitalizado 30 días después de la aparición de la enfermedad; de los 274 pacientes con SGB que no recibieron la vacuna, 37 requirieron respiración asistida y 34 permanecieron hospitalizados después de 30 días. Ocho (8) de los 326 pacientes con SGB fallecieron (de causas variadas); ninguno de los ocho había recibido la vacuna contra la H1N1 2009 en los 42 días previos a la aparición de la enfermedad.

De los pacientes hospitalizados hasta el 31 de marzo del 2010, la comparación de la incidencia de SGB entre los que recibieron la vacuna contra la H1N1 2009 y los que no la recibieron arrojó una razón de tasas ajustadas por edad de 1.77. (Tabla 2).

TABLE 2. Preliminary incidence rates* and rate ratios for persons with confirmed or probable Guillain-Barré syndrome, by 2009 H1N1 vaccination status and age group — Emerging Infections Program, United States, October 1, 2009–March 31, 2010[†]

Age group (yrs)	Vaccination coverage[§]	Documented receipt of monovalent 2009 H1N1 vaccine in the 42 days preceding illness onset						Rate ratio (95% CI[¶])
		Yes			No			
		No.	Person-years	Rate	No.	Person-years	Rate	
≤24	32.5%	6	643,310	0.93	37	6,801,172	0.54	1.71 (0.40–3.61)
≥25	23.0%	21	763,496	2.75	216	14,024,546	1.54	1.79 (1.08–2.68)
Total	26.1%	27	1,406,806	1.92	253	20,825,718	1.21	1.77 (1.12–2.56)**

* Per 100,000 person-years.
[†] Hospitalization as of March 31, 2010, reported as of May 10, 2010.
[§] Vaccination coverage for persons with reported vaccination during October 2009–March 2010 who were interviewed during November 2009–April 24, 2010 (National 2009 H1N1 Flu Survey [NHFS]) or November 2009–April 25, 2010 (Behavioral Risk Factor Surveillance System [BRFSS]), using combined estimates from BRFSS and NHFS with Kaplan-Meier survival analysis procedure. Included in person-year estimates were second doses (22.9%, 95% CI = 18.7–27.1) for children aged 6 months–9 years.
[¶] Confidence interval.
** Age adjusted total rate ratio and 95% CI.

Fuente: Vigilancia del síndrome de Guillain-Barré tras la administración de la vacuna monovalente contra la influenza A (H1N1) 2009 - Estados Unidos, 2009-2010. (Junio 2010). Centers for Disease Control and Prevention.

Se confirma entonces un riesgo atribuible de 0.8 de exceso de casos de SGB por 1 millón de vacunaciones. Datos preliminares del VAERS (Sistema para Reportar Eventos Adversas a las Vacunas) sobre seguridad de la vacuna indican que el perfil de seguridad de las vacunas contra la H1N1 2009 es similar al del perfil de las vacunas contra la influenza estacional, las cuales tienen un historial excelente. A la fecha, los sistemas de vigilancia VSD, PRISM, DoD/DMSS, VA y CMS no han detectado ninguna asociación estadísticamente significativa entre el SGB y la vacuna monovalente contra la influenza A (H1N1) 2009, pese a que algunos de estos sistemas (DoD, VA, VSD) han encontrado un riesgo relativo ligeramente alto, pero no significativo.

¿Cuál es la relación del Síndrome Guillain-Barré y las vacunas?

Teniendo en cuenta la documentación anteriormente recolectada cabe destacar el término de enfermedad autoinmune, pero para interiorizar completamente en este último primero debemos definir inmunidad. Se podría decir que la inmunidad es un aspecto o característica desarrollada por el sistema inmunológico del organismo encargado de la defensa del cuerpo. El ser humano tiene dos tipos de inmunidad: una natural y la otra adquirida. La inmunidad natural es aquella que se encarga de la defensa rápida del cuerpo y es la llamada respuesta inflamatoria, esta es inespecífica ya que en un primer momento el organismo la libera como un medio de defensa "en general". En palabras más simples, no importa qué tipo de agente ingreso al sistema, lo importante es que el agente ajeno a nuestro organismo logro de alguna manera entrar y el sistema inmune se ve obligado a eliminarlo del organismo en primera instancia. En cambio, la inmunidad adquirida es lenta ya que necesita tomarse su tiempo para reconocer al patógeno, por eso mismo es especifica ya que está dirigida hacia un tipo de microorganismo en cuestión. Esta se puede desarrollar de dos maneras: una es gracias a los linfocitos T (inmunidad adquirida celular) y otra a partir de la generación de anticuerpos (inmunidad adquirida humoral). Dichos anticuerpos quedaran en el organismo generando "memoria", de esta manera en un segundo contacto con el microbio, el cuerpo ya se verá preparado para contrarrestar la infección. ¿Pero cómo se genera este primer contacto? Descartando las infecciones, una de las maneras es con la aplicación de vacunas. Se dice que una vez inoculadas en el individuo comienza la proliferación de los anticuerpos o inmunoglobulinas provocando como consecuencia la inmunización de la persona. Existen diferentes tipos de vacunas: las hay antibacterianas y antivirales. También se puede encontrar que una misma vacuna este dirigida para más de uno o dos tipos de bacterias y/o virus. Este último es el caso de las combinadas. La cuestión es lograr que el individuo esté en un primer contacto con aquello que le hace daño evitando la expresión de la enfermedad. Para ello se lograron desarrollar dos tipos de procedimientos con los microorganismos considerados altamente peligrosos: una de ellas es matando al microorganismo conservando solo su inmunogenicidad, por otro lado, a través de mecanismos físicos y químicos, con microorganismos vivos atenuados que conservan su capacidad de replicación e inmunogenicidad, pero no su patogenicidad. Cabe destacar que la inmunidad dada por una vacuna a microorganismo vivo atenuado será más eficaz al momento de la generación de anticuerpos con respecto a la inmunidad conferida por vacunas inactivadas o muertas ya que, sin expresar la infectividad, generan la misma respuesta que la enfermedad. Generalmente con estas últimas solo se necesitan de una única dosis otorgando inmunidad permanente o de por vida puesto que no solo simulan una infección natural, sino que además se multiplican produciendo gran cantidad de antígenos. Pero aquí es donde encontramos el inconveniente. Si bien este tipo de inoculación es más eficiente, a veces se considera la posibilidad de mutación y, en consecuencia, desarrollar la enfermedad en el individuo sano. Los virus son parásitos intracelulares obligados, es decir necesitan de encontrar una célula hospedadora para reproducirse y expresar su patogenicidad. A grandes rasgos se internalizan en la célula y allí se liberan de su cubierta proteica permitiendo que su genoma viral se replique y exprese generando nuevas copias de este. Como se informó al inicio del documento, en el caso del Síndrome de Guillain-Barré se produce un auto ataque por parte del organismo. Aquí retomamos el termino de enfermedad autoinmune. Los virus se confunden con las proteínas de la melina y el organismo deja de reconocer lo propio de lo ajeno destruyéndose a sí mismo. ¿Será entonces necesario dejar de lado la inoculación por parte de las vacunas? Según la Organización Mundial de la Salud son el tipo de inmunidad adquirida más segura y eficaz y su aplicación se ha designado de carácter obligatorio. Si bien, como se documentó anteriormente, hubo caso de la expresión del Síndrome luego de la inoculación de vacunas, los mismos quedaron desentendidos con la investigación de campo. Los casos registrados tanto en 1976 como en 2009, y se hace referencia a estos dos ya que han sido los más llamativos en el tiempo, no lograron encontrar una relación con respecto a las vacunas.

Investigación

Para corroborar la hipótesis anteriormente planteada, se realizó una encuesta vía internet a los integrantes de dos asociaciones: "Sobrevivientes al Síndrome de Guillain-Barré en Argentina" y "Fundación Síndrome Guillain Barré México". Sólo 35 personas estuvieron dispuestas a realizar el cuestionario. En el mismo se les pregunto género, situación actual con respecto a la enfermedad, causa de la enfermedad y rango de edad correspondiente al momento de padecerla. A continuación, se muestran los resultados.

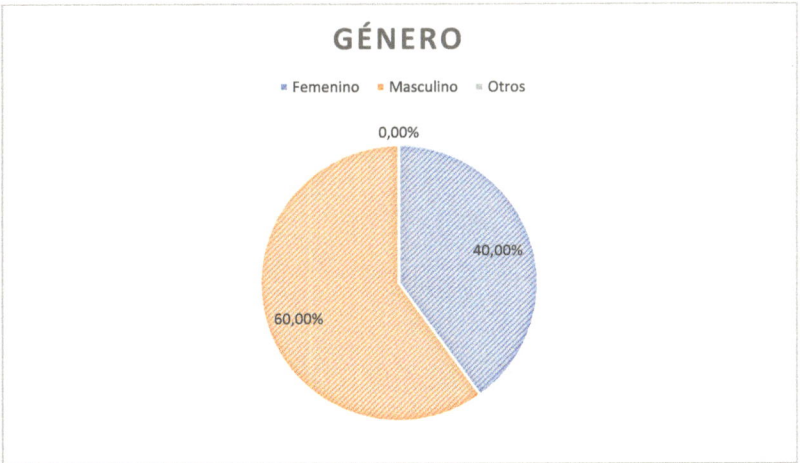

Fuente: propia

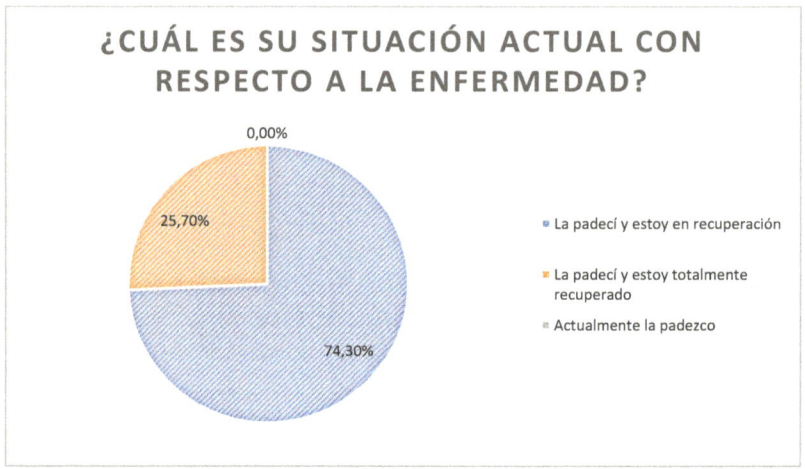

Fuente: propia

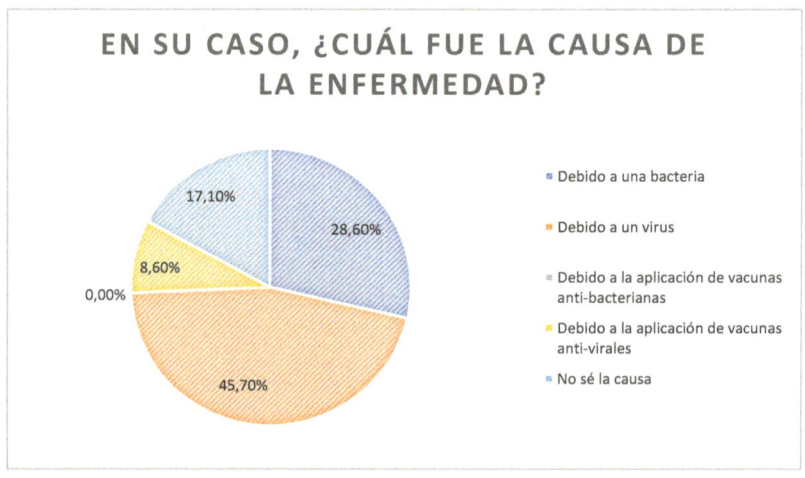

Fuente: propia

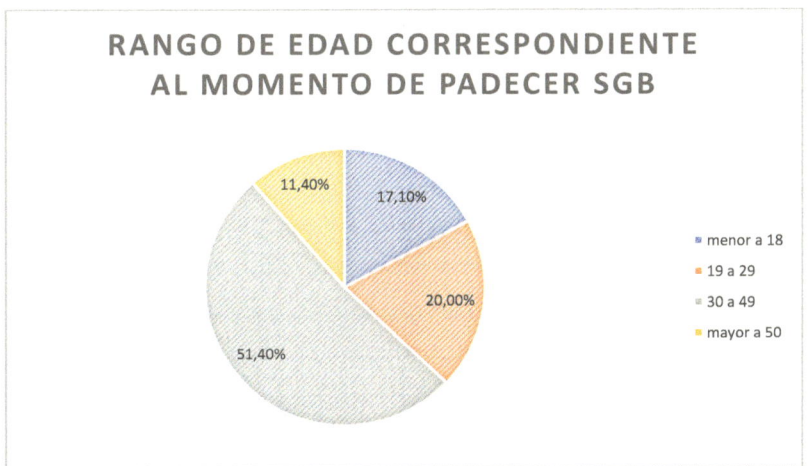

RANGO DE EDAD CORRESPONDIENTE
AL MOMENTO DE PADECER SGB

- menor a 18
- 19 a 29
- 30 a 49
- mayor a 50

11,40% 17,10% 20,00% 51,40%

Fuente: propia.

Conclusión

A lo largo del tiempo se mantuvieron casos aislados relacionados con la aplicación de vacunas y el Síndrome de Guillain-Barré. Los resultados de la investigación dejan en claro la afirmación de la hipótesis, alegando que el riesgo de padecer SGB no se produce con la inoculación de vacunas ya sean antivirales o antibacterianas. La vacunación es altamente segura. Los beneficios claramente superan con creces a los riesgos potenciales. Cabe destacar que la elevada proporción de antecedentes de enfermedades asociadas al SGB (por ejemplo, enfermedades gastrointestinales o infecciones respiratorias) parece indicar que algunos casos de SGB observados después de la vacunación se pueden atribuir a enfermedades previas; históricamente, entre un 40% y 70% de los pacientes con SGB refieren antecedentes de enfermedades infecciosas.

Referencias

"Síndrome de Guillain-Barré", NINDS. (2007). National Institute of Neurological Disorders and Stroke (07-2902s). Recuperado de https://espanol.ninds.nih.gov/trastornos/el_sindrome_de_guillain_barre.htm.

Alcalde, A. Núñez Márquez, A. y Pereira Jiménez, E. (2017). Síndrome de Guillain-Barré, diagnósticos enfermeros. *Revista Médica Electrónica*. Recuperado de *https://www.revista-portalesmedicos.com/revista-medica/sindrome-guillain-barre-diagnosticos-enfermeros/.*

Andary MT, Oleszek JL, Maurelus K, and White-McCrimmon RY. Guillain-Barre Syndrome. *Medscape Reference*. October 6, 2017; https://emedicine.medscape.com/article/315632-overview.

Fundación Síndrome de Guillain Barré México A.C. (2018). Recuperado de https://sindromegb.org/.

GBS | CIDP Foundation International. (2018). ¿Qué es el síndrome de Guillain-Barré (SGB)? Recuperado de https://www.gbs-cidp.org/.

Greens.K. (2012). Estudio analiza uso de vacunas y síndrome de Guillain-Barré. *IntraMed*. Recuperado de https://www.intramed.net/contenidover.asp?contenidoID=74551.

Guillain-Barré Syndrome Fact Sheet. *National Institute of Neurological Disorders and Stroke*. July 2011; https://www.ninds.nih.gov/Disorders/Patient-Caregiver-Education/Fact-Sheets/Guillain-Barr%C3%A9-Syndrome-Fact-Sheet.

Guillain-Barre Syndrome, Familial. *Online Mendelian Inheritance in Man (OMIM)*. April 8, 2009; https://www.omim.org/entry/139393.

Guillain-Barré syndrome. *Genetics Home Reference*. September 2011; https://ghr.nlm.nih.gov/condition/guillain-barre-syndrome.

Guillain-Barre syndrome. *Mayo Clinic*. 2016; http://www.mayoclinic.org/diseases-conditions/guillain-barre-syndrome/basics/symptoms/con-20025832.

Historia de los movimientos en contra de la vacunación. (enero 2018). *Historia de las Vacunas*. Recuperado de https://www.historyofvaccines.org/index.php/es/contenido/articulos/historia-de-los-movimientos-en-contra-de-la-vacunaci%C3%B3n.

Inmunoprofilaxis de las enfermedades infecciosas en adultos. (s.f.). Manual MIBE. *Empendium*. Recuperado de https://empendium.com/manualmibe/chapter/B34.II.18.10.

Moreno P. D., García S. N., Arístegui F. J., Ruiz C. J., Álvarez G. F. J., Hernández M. A., Merino M. M., Cilleruelo O. M. J., Corretger R. J. M., Hernández S. M. T. y Ortigosa C. L. (2017). Vacunación frente a la gripe estacional en la infancia y la adolescencia. *Asociación Española de Pediatría*. Recuperado de https://vacunasaep.org/sites/vacunasaep.org/files/gripe_cav-aep_2016-17_-_29nov.pdf.

Síndrome de Guillain Barré. (2015) *Centros para el Control y Prevención de Enfermedades*. Recuperado de https://www.cdc.gov/vaccinesafety/concerns/guillain-barre-syndrome.html?CDC_AA_refVal=https%3A%2F%2Fwww.cdc.gov%2Fvaccinesafety%2Fconcerns%2Fgbsfactsheet.html.

Síndrome de Guillain-Barré. (2018). *MedlinePlus*. Recuperado de https://medlineplus.gov/spanish/ency/article/000684.htm.

Síndrome de Guillain-Barré. (s.f.). National Center for Advances Translational Sciences. Recuperado de https://rarediseases.org/rare-diseases/guillain-barre-syndrome.

Vriesendorp FJ. Guillain-Barré syndrome in adults: Treatment and prognosis. *UpToDate*. April 19, 2017; https://www.uptodate.com/contents/guillain-barre-syndrome-in-adults-treatment-and-prognosis.

Zika and Guillain-Barré Syndrome. *Centers for Disease Control and Prevention (CDC)*. August 9, 2016; https://www.cdc.gov/zika/healtheffects/gbs-qa.html.

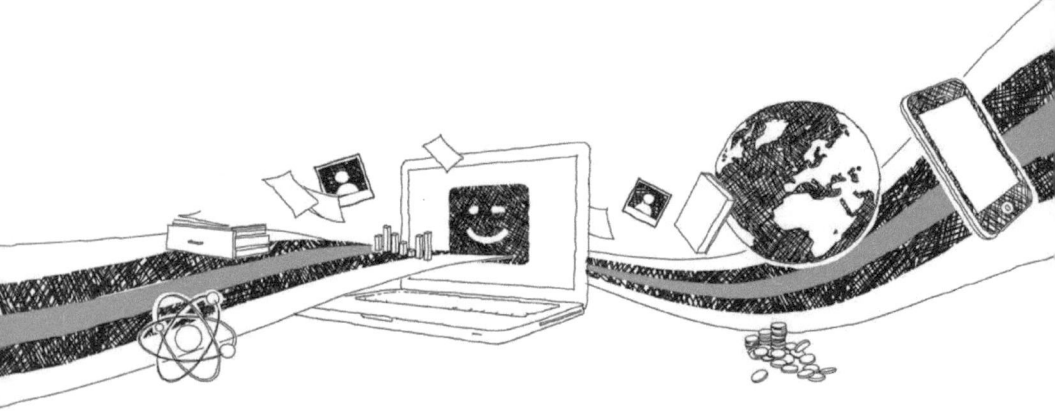
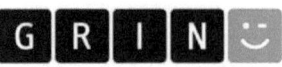